ÉTUDES

SUR

L'APPAREIL A TRACTIONS CONTINUES

DE M. CHASSAGNY,

PAR

M. BERNE

Chirurgien en chef de la Charité,
Professeur suppléant à l'Hôtel-Dieu de Lyon.

LU AU CONGRÈS MÉDICAL DE LYON.

LYON
IMPRIMERIE D'AIMÉ VINGTRINIER
RUE DE LA BELLE-CORDIÈRE, 14.

1865

ÉTUDES

SUR

L'APPAREIL A TRACTIONS CONTINUES

DE M. CHASSAGNY.

ÉTUDES

SUR

L'APPAREIL A TRACTIONS CONTINUES

DE M. CHASSAGNY.

PAR

M. BERNE

Chirurgien en chef de la Charité.
Professeur suppléant à l'Hôtel-Dieu de Lyon,

LU AU CONGRÈS MÉDICAL DE LYON.

LYON
IMPRIMERIE D'AIMÉ VINGTRINIER
RUE DE LA BELLE-CORDIÈRE, 14.

1865

ÉTUDES

SUR

L'APPAREIL A TRACTIONS CONTINUES

DE M. CHASSAGNY.

Placé à la tête d'un service obstétrical des plus importants, j'ai dû examiner sérieusement la question du nouveau forceps présenté par notre confrère, le docteur Chassagny. N'est-il pas du devoir d'un chef de service de se rendre compte, autant que possible, de la valeur des nouvelles méthodes proposées et de l'utilité des nouveaux instruments pour en faire bénéficier les malades confiés à ses soins ? Depuis plusieurs années, j'ai eu dix-huit fois l'occasion d'utiliser l'appareil de M. Chassagny. Il m'a semblé que ce nombre d'observations malheureusement encore restreint pourrait permettre cependant de juger dès maintenant l'importance de la méthode, d'en apprécier les avantages, d'en montrer les dangers, d'en signaler les désidérata, d'en limiter les indications. Jusqu'à ce jour, inventeur autant convaincu que passionné, et cela se comprend, M. Chassagny a cherché surtout à démontrer par le raisonnement la valeur de sa méthode. Aujourd'hui, comme l'affirmait dernièrement un de nos maîtres dans une récente discussion à la Société de médecine, c'est avec des faits que M. Chassagny parviendra le plus sûrement à démontrer la prééminence de son instrument. Aussi ai-je pensé qu'une étude clinique sur les résultats obtenus dans un grand service méritait de fixer l'attention du congrès. J'aurai atteint mon but si ce travail peut malgré son imperfection contribuer à vulgariser la manière de faire de notre confrère; je la crois digne en effet d'un succès sérieux, tout en lui reconnaissant dans quelques circonstances des dangers soit pour l'enfant, soit pour la mère.

Je ne veux pas examiner ici en quoi consiste l'appareil de M. Chassagny. Ses divers mémoires, les discussions qui ont eu lieu dans les Sociétés savantes ont, je crois, suffisamment appris à le connaître. Je ne veux pas non plus revenir sur ce qui a été dit et écrit à propos de l'opportunité du choix du forceps Thénance, et des modifications que notre confrère lui a fait subir; je ne veux pas répéter ici les appréciations déjà faites par bien d'autres.

Je désire surtout appeler l'attention sur la possibilité qu'a désormais l'accoucheur de développer, grâce au nouveau mécanisme de traction, une force lente, graduée, continue avec un appareil qui peut aider puissamment lorsqu'il s'agit d'extraire une tête engagée déjà dans l'excavation pelvienne, et qui doit être employé avec un peu plus de réserve, sans être cependant rejeté, lorsqu'il s'agit d'une application de fers au détroit supérieur.

Le sens dans lequel M. Chassagny dirige les tractions a été de la part des accoucheurs l'objet d'une discussion sérieuse. Pour ma part, lorsque la tête est dans l'excavation pelvienne, au-dessous du détroit supérieur, je ne vois pas d'inconvénient à tirer directement en avant comme le conseille M. Chassagny. Les tractions faites dans ces conditions avec son instrument sont évidemment moins douloureuses pour la mère, elles sont plus lentes, mieux graduées, et n'exposent certainement pas comme les tractions manuelles à léser le périnée lorsque les cuillers viennent à lâcher prise. Lorsque j'ai eu recours à l'appareil de notre confrère dans des cas semblables, j'ai eu presque toujours la conscience d'avoir été utile à mes malades. Il n'en est plus tout à fait de même lorqu'il s'agit, comme il arrive quelquefois, de tirer sur une tête placée encore au détroit supérieur. Les tractions faites simplement en avant me semblent alors ne pas s'exercer dans un sens convenable. J'ai regretté plusieurs fois en pareil cas de ne pouvoir prendre tel autre point d'appui que celui des genoux qui m'eût permis de diriger les tractions plus en arrière et en bas, dans un sens se rapprochant davantage de l'axe du détroit supérieur.

Si nous cherchons à nous rendre compte de l'influence de la position, que l'on donne habituellement aux femmes que l'on opère, sur la direction des plans et des axes du bassin au moment de l'application du forceps, nous voyons que les cuisses étant tenues horizontalement et continuant l'axe du corps, les jambes fléchies perpendiculairement, le dos reposant sur un plan horizontal, mais se cambrant légèrement comme il arrive toujours, le plan du détroit supérieur devient alors à peu près parallèle à l'horizon; et, les manches de l'instrument pendant à la vulve plus ou moins obliquement, si nous faisons les tractions directement en avant comme le conseille notre confrère, nous constatons toujours ou à peu près un mouvement ascensionnel des manches de l'instrument qui, inférieurs d'abord aux cordes, finissent par s'élever au-dessus d'elles.

Dans le but d'étudier l'action de l'appareil de M. Chassagny, j'ai fait de nombreuses expériences avec son forceps sur le bassin artificiel qu'il a fait construire, et dans ces expériences j'ai pu m'assurer toujours, et le démontrer à plusieurs de mes collègues, que l'on a besoin d'une force moindre lorsque, faisant une application de fers au détroit supérieur, on sait tirer plus intelligemment dans le sens de l'axe de ce détroit, c'est-à-dire plus en bas et plus en arrière. Je ne dis pas qu'il faille diriger les cordes complètement en bas et en arrière, et les rendre alors perpendiculaires par exemple au forceps. J'entends simplement par ces mots que les cordes doivent alors se diriger seulement un peu plus en bas, un peu plus en arrière que dans les opérations faites suivant les préceptes de M. Chassagny, et passer au-dessous du forceps au lieu de passer au-dessus de lui, comme il arrive lorsque l'on tire directement en avant.

Je trouve, dans le premier mémoire de M. Chassagny, une phrase qui vient en aide à la doctrine que je soutiens sur l'opportunité de tirer plus en arrière qu'il ne le fait dans les applications au détroit supérieur. « La face postérieure de la symphyse pubienne, dit-il, représente réellement la direction de l'axe du détroit supérieur » (page 31, ligne 34). En tirant en avant, il est bien évident qu'on tire presque perpendiculairement à la direction de cette symphyse du pubis, et par conséquent, on doit agir moins utilement en opérant ainsi que si l'on tirait suivant une ligne parallèle à cette symphyse et à l'axe du bassin, suivant une ligne dirigée un peu plus en bas et un peu plus en arrière.

Je ne suis pas le premier, du reste, à faire cette observation à M. Chassagny. Nous trouvons dans la *Gazette hebdomadaire* de 1862, une appréciation de son appareil, où nous lisons ces lignes : « Il nous est agréable, dit l'auteur, « de reconnaître que M. Chassagny a fait preuve d'un esprit « ingénieux et inventif et qu'il mérite des encouragements; « nous ne sommes pas éloignés de croire que l'on pourra « tirer quelque parti de son invention en la simplifiant. « Nous avons cherché à montrer que le forceps Thénance « modifié n'offre réellement pas les avantages que l'auteur « lui a attribués. Nous ne rejetterions pas absolument l'ap- « pareil à traction, s'il pouvait s'accrocher au-devant du « pivot d'un forceps ordinaire ; seulement nous voudrions « que cet appareil pût prendre son point d'appui ailleurs « que sur les genoux de la femme, sur le bord du lit par « exemple, de manière à pouvoir diriger les tractions plus « en arrière. »

Cette indication a été, je crois, réalisée par M. Joulin, de Paris, qui a fourni plusieurs observations à l'appui de l'efficacité de son instrument. Je n'ai pas vu fonctionner l'appareil de M. Joulin, je ne puis le juger encore, mais il me semble qu'une modification de la méthode de M. Chassagny, dans le sens que je viens d'indiquer, pourrait servir puissamment à la vulgariser.

En résumé, il me semble donc que M. Chassagny est allé trop loin en paraissant autoriser l'accoucheur à ne plus rien regarder, une fois l'instrument appliqué, et à ne tenir aucun compte de la direction du forceps et de la conformation particulière de tel ou tel bassin. Il me semble qu'il n'aurait pas dû donner simplement le précepte de tirer directement en avant. Non, même avec son appareil, et tant mieux pour sa méthode, il ne faut pas abandonner tout contrôle de direction, il faut savoir à propos, suivant tel ou tel cas, modifier la direction de l'instrument ; elle ne doit pas être la même à tous les moments de l'opération, elle doit être influencée par la hauteur de la région où est faite l'application et par le plus ou moins d'avancement de la tête.

Au début, M. Chassagny établissait le point d'attache des cordes de son appareil assez loin de l'extrémité des cuillers. Des discussions nombreuses l'ont engagé à modifier ce détail, et maintenant les cordes prennent leur point d'attache au milieu même des cuillers, dans un point très-rapproché de la tête fœtale. C'est là déjà une importante et bien utile amélioration.

Pourquoi n'en ferait-on pas maintenant une autre tout aussi importante dans le procédé opératoire ? Ne serait-il pas bien facile de reconnaître avec le doigt la direction de la face postérieure des symphyses, et de chercher pendant les premières tractions à rendre les cordes autant que possible parallèles à cette face postérieure du pubis? Elles seraient alors, de l'aveu de M. Chassagny, parallèles à l'axe du détroit supérieur, puisqu'il reconnaît que la direction de cet axe est celle de la symphyse. Ce serait là, je crois, le véritable sens à donner à la direction de la force employée pour amener l'enfant. Lorsqu'on cherche à réaliser cette indication dans une application au détroit supérieur, faite sur le bassin artificiel, j'ai toujours vu les cordes passer au-dessous des manches de l'instrument et se diriger en bas et en avant, beaucoup moins horizontalement qu'elles ne le font lorsqu'on opère comme l'indique M. Chassagny, comme je l'ai fait moi-même en agissant d'après ses idées.

A mesure que la tête descend, on devra tirer un peu plus en avant et en haut, et il devra même arriver un moment où les tractions auront à prendre une direction presque verticale de bas en haut. Ce sera lorsque la tête, ayant franchi le détroit inférieur, tendra à exécuter son mouvement de dégagement. L'accoucheur devra alors, pour ainsi dire, tirer la tête de bas en haut en saisissant les deux parties postérieures des cuillers et en les tirant en haut et en avant. Ce dernier conseil a été donné par tous les accoucheurs. Règle générale, je crois qu'il vaut mieux à ce moment agir sur le forceps en le saisissant par la partie la plus rapprochée de la vulve, plutôt que de le faire basculer, comme l'indiquent les auteurs, en le tenant par l'extrémité des manches. Il n'est rien de plus facile, en effet, lorsqu'on agit sur les manches de l'instrument, que de ne pas s'apercevoir que souvent le forceps appuie trop sur le périnée, cette pression augmente à mesure qu'on l'incline davantage et finit par amener des déchirures plus ou moins graves à la fourchette. En agissant au contraire sur les cuillers mêmes et au niveau de la vulve, on se rend bien mieux compte du degré de pression exercée sur le périnée et de la convenance de la direction des tractions, et l'extrémité des manches du forceps arrive tout naturellement à prendre l'inclinaison qu'elle doit avoir.

Il y aurait possibilité, je crois, dans les applications de fers au détroit supérieur, de donner aux tractions la direction convenable tout en les faisant horizontalement, d'arrière en avant. Il faudrait pour cela avoir recours à une précaution que je ne vois indiquée par aucun accoucheur, et dont cependant l'observation clinique m'a démontré l'importance. Il faudrait changer l'attitude ordinaire de l'opérée. En repliant fortement les cuisses de la malade sur le ventre et en ayant soin de ne mettre sous la tête aucun oreiller, de faire tenir au contraire l'accouchée dans une position tout à fait horizontale, la tête même s'il est possible un peu plus basse que le siége, on arrive à donner au plan du détroit supérieur une direction presque verticale, son axe devenant alors à peu près parallèle à l'horizon, ainsi que la symphyse pubienne dont la face antérieure devient face supérieure, et alors, en tirant directement en avant, on observe la règle que nous avons formulée plus haut de tirer suivant la direction de la symphyse, et l'on se trouve, je crois, dans les meilleures conditions pour faire franchir le détroit supérieur à la tête du fœtus. La pensée de cette manœuvre m'a été suggérée par l'examen de la disposition des plans et des axes du bassin sur le cadavre.

J'ai voulu expérimentalement et au lit du malade me rendre compte par des faits de la valeur de cette idée, et l'observation clinique m'a confirmé l'utilité et l'avantage de la pratique que je conseille ici. On amena, il y a quelques mois, dans mon service, une malade ayant un bassin vicié ; le diamètre sacro-pubien n'avait pas plus de sept centimètres et demi ; la tête n'était nullement engagée, elle ne dépassait pas de plus d'un centimètre la surface du détroit supérieur. Des tractions énergiques avaient déjà été faites et n'avaient eu aucun résultat. Je donnai à la malade la position dont je viens de parler, et grâce à elle, il me fut possible d'amener en sept ou huit minutes une tête placée en occipito-postérieure. La force employée n'avait pas dépassé huit à neuf kilogrammes, et l'enfant vivait parfaitement. Inutile de dire qu'une fois le détroit supérieur franchi, j'avais peu à peu fait replacer la malade dans la position habituelle, pour ramener, au fur et à mesure de la progression de la tête, les tractions dans le sens de l'axe de la partie inférieure de l'excavation pelvienne.

Il y aurait peut-être quelque difficulté à appliquer l'appareil à tractions continues sur une femme placée dans cette position, le point d'appui des genoux manquerait ; mais M. Chassagny a l'esprit assez inventif pour tourner cette petite difficulté et nous trouver un autre point d'appui.

Après avoir cherché le sens le plus convenable à donner aux tractions, je crois devoir laisser de côté toute discussion nouvelle sur l'instrument de M. Chassagny. L'expérimentation au lit du malade permettant toujours mieux que les discussions les plus prolongées de juger la valeur d'une méthode, mon intention est surtout de soumettre à l'appréciation du congrès une étude clinique, et je vais donner ici le tableau des faits que j'ai pu observer dans ma pratique et qui démontreront sans aucun doute l'utilité de la méthode de notre confrère; tout en faisant remarquer, je crois, l'importance des dangers qu'elle peut avoir. Je regrette que la statistique que je vais présenter ne soit pas encore plus en faveur de la méthode de notre collègue; mais les statistiques d'hôpitaux, on le sait, présentent bien souvent des chances de gravité plus grandes que chez les malades observées dans d'autres conditions.

J'ai eu dix-huit fois l'occasion d'appliquer l'appareil à tractions continues; mais je crois ne pas devoir comprendre dans ma statistique deux accouchements suivis de mort pour les mères, parce qu'il m'a semblé probable que la mort de ces deux malades devait être attribuée à l'état puerpéral et à une épidémie qni règnait à ce moment dans nos salles, plutôt qu'au traumatisme dont pourraient être accusées les manœuvres faites pour amener l'extraction de l'enfant.

Une de ces deux malades succombait deux jours après l'accouchement à une métro-péritonite, et les tractions employées chez elle avaient été de moyenne intensité.

L'autre était une femme chez laquelle j'avais, à une grossesse précédente, provoqué l'accouchement avant terme à cause d'un rétrécissement : j'avais été assez heureux pour voir l'enfant survivre. Un second accouchement à terme cette fois avait nécessité l'emploi des fers, l'enfant n'était venu qu'après des efforts énergiques et avait succombé pendant le travail. A une troisième grossesse, je voulais avoir de nouveau recours à l'accouchement prématuré, le conseil d'un de mes confrères m'en avait détourné, et au terme de la grossesse je dus délivrer la malade, en m'aidant de l'appareil Chassagny : malheureusement l'enfant ne vécut pas. Quatre jours après la malade succomba.

Je le répète, je n'ai pas voulu comprendre ces deux cas dans une statistique donnée en vue de l'appréciation de l'appareil de M. Chassagny. Je ne veux pas faire peser sur sa méthode une gravité qui me semble dépendre surtout de l'état puerpéral qui sévissait alors. J'ai dû cependant relever ces deux observations. Si, en effet, on voulait à un moment donné examiner parallèlement un certain nombre d'observations d'applications de fers simples et d'applications faites suivant la méthode de notre confrère, il faudrait bien tenir compte de tous les résultats, et mettre ces deux observations en regard de celles où j'ai vu des malades qui avaient subi les tractions à la main et avaient été accouchées facilement, succomber à la fièvre puerpérale sans qu'il y eût possibilité d'en accuser les manœuvres faites au moment de l'accouchement, ce que M. Chassagny pourrait faire cependant.

Voici le résultat des seize accouchements que je maintiens dans notre statistique :

Quatre fois dans des cas difficiles, la méthode de M. Chassagny a été mise en pratique avec succès pour la mère et pour l'enfant.

Une fois j'ai vu la mère succomber après des tractions qui avaient été longtemps continuées et avaient dû certainement déterminer un traumatisme fatal.

Quatre fois dans des cas très-difficiles, j'ai vu les tractions échouer complètement, et j'ai été obligé d'avoir recours à la céphalotripsie.

Dans trois de ces accouchements, M. Chassagny est venu me prêter son assistance, et après des tentatives nombreuses et très-longtemps prolongées, il a dû reconnaître l'impossibilité d'extraire l'enfant sans pratiquer la perforation du crâne.

Dans le quatrième accouchement, j'ai moins attendu avant d'en venir à la céphalotripsie : les cordes à boyaux ayant cassé de bonne heure, j'ai renoncé aux tractions assez à temps pour que la mère n'eût aucune lésion, et les suites de couches ont été exemptes de toute complication.

Sept fois, dans des rétrécissements assez considérables, il m'a été possible d'extraire l'enfant sans préjudice pour la santé de la mère ; mais la pression subie par la tête avait été trop considérable, et dans ces sept cas j'ai vu l'enfant succomber soit immédiatement, soit quelques jours, quelques heures après l'accouchement. Deux des enfants morts au moment de la parturition avaient le crâne fracturé, le forceps avait été appliqué au détroit supérieur.

Cette statistique se trouve assez en rapport avec celles qu'a fournies l'auteur de la nouvelle méthode. Ainsi, en réunissant trois observations qui sont consignées dans le premier mémoire de M. Chassagny, huit que nous trouvons dans une thèse récemment soutenue par M. Talichet, nous arrivons à un total de onze observations sur lesquelles nous avons cinq enfants morts. Pour ne pas faire double emploi, je sors de ce tableau un fait qui m'est personnel, et il reste quatre enfants morts sur dix accouchements. Un de ces quatre enfants avait aussi une fracture de la tête.

OBSERVATIONS

1re CATÉGORIE. — **Applications faites avec succès pour la mère et l'enfant.**

OBS. Ire. — *Enfant très-volumineux. — Application de l'appareil à tractions au détroit inférieur. — Succès pour l'enfant et la mère. — Suite de couches cependant assez graves.*

Au mois de janvier 1863, je fus appelé par un de mes confrères auprès d'une malade dont l'accouchement traînait en longueur. Au moment où je vis Mme ***, le travail durait déjà depuis 24 heures. Le col était à cinq francs, mou, bien dilatable ; la poche des eaux encore intacte ; la tête au tiers supérieur de l'excavation pelvienne. Les douleurs étaient très-rapprochées, très-pénibles ; et cependant depuis trois ou quatre heures on n'observait plus aucun progrès malgré l'administration des grands bains, des injections huileuses, et l'emploi de tous les moyens usités en pareille circonstance.

Nous pensâmes que la lenteur du travail dépendait :

1° Du volume de l'enfant qui nous paraissait considérable;

2° De l'obstacle apporté à la descente de la tête par la poche des eaux dont les membranes étaient très-épaisses, très-résistantes;

3° De la trop grande quantité de liquide amniotique qui distendait l'utérus et enlevait aux contractions utérines la synergie nécessaire à leur efficacité.

En conséquence, après avoir fait prendre un nouveau bain, nous fûmes d'avis de rompre la poche des eaux pour permettre aux parties de s'engager un peu plus, et il fut convenu en même temps que si, après l'écoulement des eaux, le col avait de la tendance à revenir sur lui-même nous nous y opposerions en faisant un peu de dilatation continue avec les doigts.

Cinq heures après la déchirure des membranes, le col était franchi complètement, et la tête était arrivée au tiers inférieur de l'excavation pelvienne. Les douleurs avaient continué d'être très-énergiques, et la malade à bout de forces demandait avec instance la terminaison du travail. Nous nous décidâmes alors à une application de fers. La patiente fut éthérisée; cette précaution était rendue nécessaire par son indocilité, son agitation et l'exaltation de sa sensibilité. Les branches du forceps furent introduites et articulées facilement. L'écartement de l'extrémité inférieure des manches nous démontrant que la tête de l'enfant était très-volumineuse, et nous faisant prévoir que nous aurions à faire des tractions énergiques, nous eûmes recours de suite à l'appareil à tractions de M. Chassagny. Les tractions furent faites avec tous les ménagements possibles, et au bout de quelques minutes l'accouchement se termina sans qu'il y eût la moindre déchirure à la fourchette. Au moment où la tête arrivait à la vulve nous avions suspendu les tractions, et laissé l'accouchement se terminer sous l'influence seule des contractions utérines, en ayant cependant le soin de favoriser légèrement le mouvement de dégagement, et en prenant les précautions dont nous avons parlé antérieurement,

L'enfant est arrivé en état de mort apparente, mais, après quelques minutes de frictions et d'insufflation pulmonaire, nous sommes parvenus à le ranimer.

La compression des branches du forceps sur la tête avait été très-forte, et l'une des cuillers, ayant porté en avant sur la région frontale, y a laissé son empreinte assez longtemps. On a observé jusqu'à trois mois dans cette région une coloration rouge qui avait quelque ressemblance avec une tache érectile. A trois mois, la surface malade s'est même excoriée légèrement, et a donné lieu pendant quelque temps à un petit suintement qui, en se desséchant, formait de petites squames comparables aux croûtes de l'eczéma.

Les suites de couches ne furent pas sans gravité. La malade fut pendant quelques jours en proie à une fièvre assez violente. Le pouls s'éleva à 120, 130 pulsations par minute. Au douzième jour environ survinrent des douleurs abdominales assez intenses. Le membre inférieur gauche s'œdématia, des vésicatoires durent être appliqués au pli de l'aine, et plusieurs fois des exacerbations inquiétantes nous révélèrent un travail phlegmasique assez intense au niveau de l'utérus et des ligaments larges. Peu à peu cependant le calme revint, et aujourd'hui Mme *** n'a conservé aucune lésion, ni aucune fatigue.

Obs. II. — *Bassin normal. — Enfant volumineux. — Tractions continues. — Succès pour la mère et l'enfant.*

F... C..., 24 ans, primipare, à terme, entre à la Charité le 26 mai, à 6 heures du soir. Les premières douleurs ont apparu dans la matinée, la dilatation est de trois francs à peu près, la poche des eaux encore intacte ; les douleurs assez énergiques, de une à deux minutes de durée, sont espacées de cinq à dix minutes. On constate une présentation de la tête en position occipito-iliaque droite postérieure ; il n'y a pas de déformation du bassin.

A huit heures, la dilatation est à cinq francs. A dix heures, elle est complète ; à dix heures et demie, les membranes se rompent, et la tête s'engage. A onze heures et demie, elle est à la partie inférieure de l'excavation pelvienne ; le mouvement de rotation se fait lentement ; à onze heures et demie, l'occiput se trouve en avant et à droite, en occipito-iliaque droite antérieure ; mais le travail s'arrête là, bien que les contractions restent encore assez énergiques pendant plus de deux heures.

A partir d'une heure et demie, les douleurs deviennent moins fréquentes, plus faibles ; on n'observe toujours aucun progrès, et, à deux heures et demie, trois heures après que la tête n'opère plus aucun mouvement d'engagement, je me décide à terminer l'accouchement avec le forceps. L'application des fers est faite au détroit inférieur, et, à l'aide de l'appareil Chassagny, j'exerce des tractions lentes graduelles qui, au bout de dix minutes, nous amènent un enfant d'un volume considérable. Le diamètre de la tête nous donne à la mensuration 12 centimètres pour l'occipito-frontal, 9 1/2 pour le bi-pariétal, 8 1/2 pour le bi-temporal. La respiration se fait immédiatement, sans qu'il soit besoin d'aucun soin, et l'état de l'enfant se maintient bon jusqu'au moment de son départ en nourrice.

Les suites de couches ne présentent rien d'inquiétant.

Le premier jour, le pouls est à 112, l'utérus au niveau de l'ombilic ; il n'y a pas de douleurs abdominales ; la perte est modérée. On est obligé de pratiquer deux fois le cathétérisme.

Le deuxième jour, le pouls est encore à 112. Il y a un peu de ballonnement du ventre, de la sensibilité à la pression, surtout au niveau de l'utérus, qui n'a pas changé depuis la veille ; les lochies sont encore rouges, la mixtion se fait sans l'aide du cathétérisme. Pas de frissons, pas d'appétit. La malade ne prend que du bouillon.

Le troisième jour, le pouls s'élève à 116, 120. Les seins se gonflent. Le ventre est un peu plus douloureux; la malade accuse quelques douleurs lombaires. Les lochies sont couleur rosée. Toujours pas d'appétit.

Le quatrième jour, on constate la présence à la fourchette d'une petite ulcération diphthéritique que l'on cautérise avec le nitrate d'argent.

Le cinquième jour, le pouls retombe à 108, 112. La malade a un peu d'appétit et prend deux potages légers. Les seins sont un peu moins durs, le lait coule ; le ventre n'est plus douloureux, l'utérus est à deux travers de doigt au-dessous de l'ombilic. Les lochies sont blanches, l'ulcération de la fourchette a meilleur aspect.

Le sixième jour, l'amélioration persiste. Le pouls est à 100. On augmente le régime et on donne un peu de vin de Bordeaux et de sirop de quinquina.

Les jours suivants, la malade va de mieux en mieux, le pouls retombe à 80. L'ulcération vulvaire est en voie de cicatrisation. L'appétit revient peu à peu.

Enfin, le douzième jour, la malade, dans un état satisfaisant, demande à sortir.

OBS. III. — *Rigidité du col. — Inertie utérine rendant l'intervention nécessaire, lorsque la dilatation est complète. — Enfant très-volumineux. — Application du forceps ordinaire sans succès. — Emploi du tracteur de M. Chassagny. — Succès pour la mère et l'enfant.*

Le 18 novembre 1862, je fus appelé auprès de X..., primipare. qui était aux douleurs depuis le 15 novembre, à sept heures du matin, et dont l'accouchement semblait nécessiter l'emploi de quelques moyens spéciaux. Tout avait été mis en usage pour faciliter la dilatation du col : bains, injections huileuses, applications de belladone; et malgré toute cette médication, l'ouverture du col utérin n'était encore que d'un franc, le 18 novembre à 9 heures du matin, après 74 heures de douleurs cependant énergiques et fréquemment répétées.

J'eus recours à la dilatation continue que je pratiquai moi-même avec un et deux doigts. Au bout d'une heure de manœuvres, je pus amener la dilatation à plus de trois francs ; je laissai alors la malade aux soins des personnes du service, auxquelles je recommandai de continuer l'emploi du même procédé.

A 4 heures du soir, la dilatation était complète; à 5 heures, on rompait les membranes, et, aussitôt après l'écoulement des eaux, la tête s'engageait, mais son mouvement de descente s'arrêtait bientôt ; elle restait au tiers supérieur de l'excavation pelvienne, le mouvement de rotation ne se faisait pas, et de 6 heures à 8 heures, on n'observait aucun progrès dans le travail.

Rappelé à 8 heures du soir, je me décidai, à ce moment, à une application de forceps. L'instrument placé, j'essayai d'abord quelques tractions à la main, mais le volume de l'enfant était considérable, et la résistance que je trouvai m'engagea à mettre en usage l'appareil de M. Chassagny, qui obtint ici un plein succès. Après quelques minutes, la tête était à la vulve. Je coupai alors les cordes dont je m'étais servi pour faire les tractions, et j'achevai l'accouchement en relevant très-lentement les branches du forceps ; le périnée était soutenu par un aide, et nous fûmes assez heureux pour achever le dégagement de la tête, sans qu'il y eût la moindre lésion du périnée ; la fourchette était restée intacte.

L'enfant arriva en état de mort apparente. A l'aide des frictions d'alcool sur la poitrine, d'un bain chaud, de l'insufflation pulmonaire, nous parvînmes à le ranimer. La respiration, pendant plusieurs heures, se fit mal ; elle était lente, pénible, ce que nous attribuâmes à la compression subie par la tête. Mais enfin l'état de l'enfant s'amenda peu à peu, et, au bout de deux jours, il se trouvait assez bien pour qu'on pût l'envoyer en nourrice. Nous avons eu depuis de ses nouvelles à deux reprises différentes, au mois de janvier et au mois de mars 1863, et nous avons appris que son état se maintenait très-bon.

Les suites de couches de la mère ont été bonnes, et dix jours après l'accouchement, elle demandait à sortir. Elle était faible encore, mais elle n'avait pas de fièvre, pas de douleurs abdominales ; les fonctions digestives se faisaient bien, et tout faisait présager un prompt et entier rétablissement.

Obs. IV. — *Application de l'appareil Chassagny au détroit inférieur. — Tractions modérées.*

M. L..., quatre accouchements antérieurs terminés tous les quatre par le forceps et tous avec conservation de la vie de l'enfant. Rétrécissement léger au détroit inférieur, diamètre bi-ischiatique de 10 centimètres. Cette femme se présente à la Charité le 9 septembre 1862 pour un cinquième accouchement à terme. Après huit heures de travail, la tête étant arrêtée au détroit inférieur en position occipito-iliaque droite antérieure, on applique l'appareil à tractions continues, et en cinq minutes on amène, avec des efforts très-modérés, un enfant vivant. Les suites de couches sont aussi simples que possible. La mensuration de la tête de l'enfant donne les dimensions suivantes : Diamètre bi-pariétal, 7 centimètres 1/2; diamètre bi-temporal, 6; occipito-frontal, 10; occipito-bregmatique, 9.

2e CATÉGORIE. — Applications terminées par l'extraction de l'enfant, mais suivies de la mort de la mère.

Je laisse de côté deux faits dans lesquels la mort est survenue à la suite de l'application des tractions de M. Chassagny. Je ne veux citer que le fait suivant, dans lequel il m'a été complètement démontré que des lésions graves avaient été la conséquence des tractions opérées à l'aide du nouvel appareil. Voici l'observation de cet accouchement :

Obs. V. — *Bassin vicié ; diamètre sacro-pubien réduit à huit centimètres. — Allongement anormal de la symphyse pubienne. — Rapprochement des branches ischio-pubiennes. — Tractions à l'aide de l'appareil Chassagny. — Enfant vivant au moment de l'accouchement, mais succombant quelques heures après. — Mort de la mère.*

M. P..., âgée de 26 ans, d'une constitution faible, d'un tempérament lymphatique, réglée à 18 ans, arrive assez péniblement au terme de sa grossesse. Elle ressent les premières douleurs le 19 novembre à deux heures du matin. A quatre heures du soir les eaux s'écoulent, et l'on constate à ce moment une notable diminution des diamètres du bassin, soit au détroit supérieur, soit dans l'excavation pelvienne. Le diamètre antéro-postérieur du détroit supérieur est évalué à huit centimètres environ, la symphyse pubienne est très-allongée, les branches ischio-pubiennes sont très-rapprochées.

A huit heures du soir la dilatation du col est complète, mais la tête ne descend pas, pendant deux heures elle ne subit aucun déplacement malgré des contractions utérines énergiques ; à dix heures du soir elle est encore à la hauteur du milieu de l'excavation pelvienne en position occipito-iliaque droite transversale. Je me décide à ce moment à recourir au forceps. J'introduis et j'articule assez facilement les branches de l'instrument, je les serre modérément à leur extrémité inférieure, et j'essaie tout d'abord quelques tractions à la main pour reconnaître si la tête est saisie solidement, et pour apprécier les difficultés que pourra rencontrer l'extraction de l'enfant. Après quelques secondes, je juge la résistance assez grande pour nécessiter l'emploi de l'appareil de M. Chassagny, et j'adapte à son tracteur les cordes que j'ai eu la précaution d'introduire dans les fenêtres du forceps avant de l'appliquer

La malade est placée comme d'habitude, les cuisses suivant l'axe du corps, les jambes fléchies perpendiculairement, et chaque pied solidement maintenu par un aide. Les tractions sont faites lentement ; plusieurs fois en voyant la tension des cordes et l'intensité de la force employée, je suis sur le point de renoncer à l'espoir d'extraire l'enfant par ce moyen, et de recourir en dernière ressource à la céphalotripsie. Mais l'auscultation me faisant reconnaître que l'enfant est encore vivant, je me laisse entraîner par le désir d'amener l'enfant sans mutilation, je continue les tractions en les faisant lentement, bien graduellement, et au bout d'une demie-heure la tête arrive à la vulve.

L'enfant est vivant, mais il est faible, la respiration pénible, et au bout de quelques heures il succombe par suite de la compression des organes cérébraux.

Quelques minutes après l'accouchement, la délivrance s'opère naturellement.

Dès le lendemain 20 novembre, les suites de couches s'annoncent comme très-graves. La malade est pâle, affaiblie, le ventre douloureux, le pouls à 120. La nuit a été très-agitée, la mixtion est impossible, et le cathétérisme a dû être pratiqué plusieurs fois.

Tous ces symptômes s'aggravent bientôt, de vastes lambeaux gangréneux se détachent du vagin, la malade s'affaisse graduellement, et, après une série d'accidents dont je ne donne pas le détail pour éviter de trop allonger cette observation, elle succombe le 20 décembre, trente jours après l'accouchement.

A l'autopsie on constate des désordres sérieux du côté du péritoine, des ligaments larges, de l'utérus, du vagin et de la vessie.

Le péritoine est enflammé, vascularisé surtout dans la région péri-utérine, recouvert en plusieurs endroits de productions plastiques. Dans le petit bassin nous trouvons un foyer purulent.

Nous pouvons constater encore l'existence de petites collections purulentes dans l'épaisseur du ligament large du côté droit dans les vaisseaux utéro-ovariens, dans les sinus utérins.

Le vagin présente de nombreuses ulcérations.

La vessie est rouge à sa surface interne, et tapissée de dépôts fibro-plastiques surtout au voisinage de l'orifice vésical.

Rien de particulier dans les autres organes.

La mensuration nous fait reconnaître que le diamètre sacro-pubien est bien de huit centimètres, la hauteur de la symphyse pubienne est de six centimètres. Le bassin est aplati d'avant en arrière, l'angle sacro-vertébral beaucoup plus saillant en avant qu'à l'état normal ; le rétrécissement ne se borne pas au détroit supérieur, et porte aussi sur toute l'excavation pelvienne.

Les dimensions de la tête de l'enfant sont : diamètre bitemporal 7 centimètres, bi-pariétal 8 1/2, occipito-frontal 12.

Les cuillers du forceps ont porté sur les parties latérale et inférieure de la tête, l'une sur la partie antérieure de la région temporale, et l'autre sur la région occipitale ; l'extrémité des cuillers a laissé sa trace des deux côtés sur les parties latérales des joues, et n'a par conséquent pu nuire en rien à la vie de l'enfant.

Je sais avec quelle circonspection il faut accuser les manœuvres obstétricales des lésions qu'on observe après leur emploi. Dans l'accouchement le plus simple on peut avoir les accidents les plus graves, et il faut avoir grand soin de ne pas confondre les accidents suites de l'état puerpéral avec ceux qui sont le produit des manœuvres faites pour opérer la délivrance de la femme. Mais dans le cas que je viens de rapporter, il est difficile de ne point rattacher une partie des lésions aux tractions qui ont dû être faites. Quand on réfléchit du reste à la déviation du bassin on se rend compte des difficultés que rencontrait ici l'accoucheur. Ici, en effet, le bassin était rétréci non-seulement au détroit supérieur, mais dans toute la hauteur de l'excavation pelvienne, la symphyse pubienne était très-longue, les branches ischio-pubiennes très-rapprochées. Pendant longtemps les tractions dirigées en avant ont dû forcer contre la paroi postérieure de la symphyse, et ces tractions longues quoique ménagées ne pouvaient se faire sans que les parties fussent plus ou moins lésées. Je crois cependant qu'il eût été impossible de faire même aussi bien avec les mains seules; et quant à décider de l'opportunité d'une céphalotripsie, on sait combien il en coûte d'en venir à cette extrémité surtout quand on se voit sur le point de réussir à amener l'enfant avec le forceps, et qu'on sent la tête descendre peu à peu; mais après chaque bataille obstétricale, l'accoucheur a le devoir de se demander s'il n'eût pas été plus convenable de suivre une autre ligne de conduite. Ici, il eût été, je crois, meilleur de moins insister pour extraire l'enfant et une céphalotripsie faite à temps eût pu probablement sauver du moins la vie de la mère.

3e CATÉGORIE. — **Applications de l'appareil Chassagny faites sans aucun succès et terminées par la céphalotripsie.**

Plusieurs fois j'ai vu les tractions opérées avec l'instrument de M. Chassagny n'amener aucun résultat. Très-certainement dans bon nombre de cas pareils de dystocie, l'essai de ce nouveau procédé pourrait malgré son inefficacité rester sans danger si l'on savait s'arrêter à temps et recourir à la céphalotripsie avant d'avoir compromis la vie de la mère. Mais il est souvent bien difficile de renoncer à l'espoir d'extraire un enfant vivant ; quand une fois on a commencé les tractions, on est entraîné malgré soi à aller toujours en avant, et il est à regretter que l'inventeur du forceps à tractions continues n'ait pas songé à tracer les indications et les contre-indications de son procédé opératoire, et n'ait pas cherché à fixer les limites au-delà desquelles il devient inapplicable.

Pour ma part, je crois que toutes les fois que la tête de l'enfant dépasse de 2 centimètres les diamètres les plus étroits du bassin, l'extraction naturelle est impossible. J'ai été amené à la formule de ce principe par de nombreuses expériences faites sur le bassin artificiel dont M. Chassagny se sert pour ses démonstrations, j'ai essayé d'y faire passer des têtes d'enfant à terme à divers degrés de rétrécissement, et toutes les fois que j'ai établi sur ce bassin un rétrécissement égal à celui que je viens d'indiquer, il m'a été impossible de le faire franchir même à l'aide des tractions les plus énergiques et les plus longues. Cliniquement j'ai vu six fois les tractions opérées avec le treuil échouer complètement et la céphalotripsie devenir indispensable. Dans un de ces accouchements je m'arrêtai à temps, les cordes attachées au forceps s'étaient cassées, je n'essayai pas d'insister davantage avant d'en venir à la craniotomie, et les suites de couches furent bonnes : la malade sortit de notre service dans un état très-satisfaisant, et depuis lors, j'ai appris qu'elle s'était bien rétablie. Si j'avais voulu essayer une nouvelle application, il est probable que j'aurais eu à combattre des accidents comme ceux que j'ai observés sur les autres accouchées dont je vais donner les observations.

Deux de ces malades ont succombé, et j'ai regretté de n'avoir pas plus tôt, pour une surtout, renoncé à extraire l'enfant sans céphalotripsie. Une autre malade s'est fait transporter à l'Hôtel-Dieu un mois à peu près après son accouchement, elle était alors dans un très-mauvais état et a dû probablement succomber ; mais comme elle avait subi avant son entrée à la Charité de longues et graves manœuvres qui avaient déterminé déjà des désordres sérieux, je n'ose attribuer les accidents observés à la nouvelle méthode, et je ne cite cette observation que comme un exemple des difficultés insurmontables que l'on peut rencontrer, et qui peuvent faire échouer, même lorsqu'on est armé des moyens les plus puissants et les plus convenables.

Obs. VI. — *Bassin vicié; sept à sept centimètres et demi au diamètre antéro-postérieur du détroit supérieur. — Tentatives infructueuses d'extraction arrêtées par la rupture des cordes de l'appareil Chassagny; céphalotripsie; succès pour la mère, malgré la complication de crises éclamptiques pendant le travail.*

Au mois de juillet 1862, on nous amena à la Maternité une femme, Marie F..., qui était aux douleurs depuis trois jours et qui avait depuis quelques heures des crises éclamptiques.

La dilatation était complète; l'enfant se présentait par le vertex en position occipito-iliaque gauche antérieure; les contractions utérines étaient énergiques, mais la descente de la tête était arrêtée au niveau du tiers supérieur de l'excavation pelvienne par un rétrécissement considérable du bassin; le diamètre sacro-pubien n'avait que 7 centimètres à 7 centimètres 1/2; le promontoire était très-saillant en avant et fortement incliné du côté droit. Plusieurs applications de fers avaient déjà été faites sans succès.

Comme l'auscultation des bruits du cœur fœtal nous faisait reconnaître que l'enfant n'avait pas encore succombé, nous nous décidâmes à faire une nouvelle tentative avec le forceps en nous aidant de l'appareil Chassagny. Je mis aux tractions une force considérable, mais au bout de 12 à 15 minutes, je fus arrêté par la rupture des cordes à boyaux dont M. Chassagny conseillait alors l'emploi.

Je jugeai convenable de ne pas insister davantage. Les bruits du cœur fœtal devenaient, du reste, irréguliers, et une demi-heure après, ils n'étaient plus perceptibles. Une nouvelle crise d'éclampsie plus forte que les précédentes vint alors nous avertir qu'il fallait terminer l'accouchement, et nous nous décidâmes à pratiquer la perforation du crâne et la céphalotripsie. Une fois cette opération faite, l'extraction de l'enfant s'accomplit très-facilement. Les suites de couches furent des plus simples, huit jours après la malade pouvait être reconduite chez elle, et depuis j'ai su que sa santé ne s'était nullement ressentie des suites de cet accouchement grave.

J'ai fait prendre les mesures de la tête de l'enfant ; le diamètre bi-pariétal avait neuf centimètres, le diamètre bi-temporal huit, et l'occipito-frontal douze.

Il a été heureux, je crois, pour cette malade que les cordes de notre appareil se soient rupturées de bonne heure. Si cet accident n'était pas arrivé, nous aurions probablement continué plus longtemps les tractions avant d'en venir à la douloureuse nécessité de la perforation du crâne, et nous aurions pu par une trop longue insistance compromettre la vie de la mère.

OBSERVATION. VII.—*Rétrécissement du bassin évalué à 7 1/2. Plusieurs tentatives d'extraction inefficaces, même avec le treuil. — Tractions encore inefficaces après la perforation du crâne. — Broiement de la tête et extraction à l'aide de crochets et de fortes pinces.*

L..... C....., âgée de 27 ans, entre dans notre service le 27 août 1862, à quatre heures du matin. Depuis cinq jours, le travail est commencé, la dilatation est complète, la poche des eaux est rompue depuis le 24 août.

Le 25 et le 26, on a essayé plusieurs applications de forceps restées sans résultat ; le 26, on a perforé le crâne et tenté vainement d'extraire l'enfant soit avec le forceps, soit avec les crochets.

A l'entrée de cette malade dans notre service, nous constatons un rétrécissement notable du détroit supérieur, et nous en évaluons le diamètre antéro-postérieur de 7 centimètres à 7 centimètres et demi. Nous trouvons dans le vagin de nombreuses déchirures faites par les crochets ; il y en a une très-grande à la paroi antérieure ; dans le tiers supérieur du vagin, le canal de l'urètre est intéressé, et les urines s'écoulent par la plaie. La paroi postérieure est tout en lambeaux au voisinage de l'orifice du vagin.

La tête est à peine engagée, elle est encore au détroit supérieur.

J'applique, non sans de grandes difficultés, un forceps à branches étroites, et, à l'aide du treuil de M. Chassagny, je fais des tractions aussi énergiques que possible.

Mais les cuillers glissent sur la tête, et trois fois je suis obligé de réappliquer le forceps. Me rappelant que M. Chassagny a annoncé de nouvelles modifications faites à son appareil pour l'empêcher de lâcher prise, je le fais prier de se rendre auprès de notre malade. Il échoue comme moi ; après plusieurs tentatives, nous introduisons de nouveau les ciseaux de Smellie, et nous perforons la tête plus complètement qu'on ne l'avait fait avant de nous envoyer notre malade. Les tractions échouent encore, même après la sortie d'une notable partie de substance cérébrale ; elles font cependant un peu descendre la tête, et nous profitons de ce léger mouvement pour appliquer le céphalotribe.

Après le broiement de la tête, nous parvenons à l'extraire avec les crochets et avec de fortes pinces.

Les suites de couches sont des plus graves. Dès le premier jour, le pouls s'élève à 140, la malade délire ; de larges plaques gangréneuses se développent à la vulve et dans le vagin ; il y a incontinence de l'urine et des matières fécales. Le gonflement des seins s'opère cependant le quatrième jour, et le sixième jour il y a un peu de rémission dans les accidents ; le pouls tombe à 128, le délire cesse. Le dixième jour, le pouls est à 128 ; de larges escarres se détachent, on parvient à faire passer un peu de lait d'ânesse.

Le pouls se maintient encore de 116 à 120 ; pendant tout le mois de septembre, le ventre reste ballonné, douloureux ; il y a de la diarrhée ; on observe, du côté de la poitrine, de la toux sans que le stéthoscope fasse reconnaître d'autre lésion qu'une bronchite.

Enfin, un mois après son accouchement, la malade est, sur sa demande, transportée à l'Hôtel-Dieu, mais dans un état encore très-grave.

Je le répète, je n'accuse en rien les manœuvres lentes, graduelles, faites avec l'instrument de M. Chassagny, mais j'ai cru utile de faire connaître cette observation et celles qui vont suivre, parce qu'elles peuvent mettre en garde le praticien contre les difficultés qu'il est exposé à rencontrer et l'avertir de la réserve qu'il doit mettre dans les promesses qu'il se croit autorisé à faire en présence d'un accouchement difficile.

Après ces deux observations d'insuccès de l'appareil Chassagny, où la céphalotripsie a été pratiquée à temps, j'ai à relater ici deux autres accouchements pour lesquels j'ai eu malheureusement trop de confiance dans la puissance de l'appareil à traction, et où des efforts trop longtemps continués ont produit chez la mère des lésions importantes et ont amené la mort deux jours après pour la première de ces deux opérées.

Obs. VIII. — *Dystocie par le fœtus.* — *Bassin normal; enfant très-volumineux; huit ou neuf fois application de l'appareil Chassagny sans succès; perforation du crâne aussi simple que possible, extraction facile après. Mort de la malade.*

Je fus appelé, il y a deux ans, par un de mes confrères, auprès d'une malade dont l'accouchement ne pouvait se terminer. C'était une femme de 35 à 37 ans, d'une constitution exceptionnellement forte, mère pour la première fois, aux douleurs depuis 18 à 20 heures.

La dilatation était complète et la poche des eaux rompue depuis déjà 6 heures. L'enfant se présentait par le vertex, en position occipito-iliaque gauche antérieure ; mais le mouvement de descente ne s'opérait pas, la tête restait au niveau du milieu de la hauteur de l'excavation pelvienne, et l'absence de tout progrès dans le travail avait décidé l'accoucheur à tenter une première application de fers qui n'avait eu aucune espèce de résultat. Sur son invitation, je renouvelai la même manœuvre avec le forceps dont je me sers habituellement. Le bassin n'étant nullement déformé et présentant dans tous ses diamètres les dimensions normales, je m'attendais à un succès facile, et je fus assez désappointé lorsque, les branches de l'instrument ayant été placées et articulées sans aucune difficulté, je vis mes efforts de traction rester infructueux. Après quelques secondes, j'adaptai à mon forceps l'appareil à traction continue, et je ne fus pas plus heureux, bien que j'employasse une force considérable. Au bout de cinq minutes, une des cordes vint à manquer ; je la remplaçai ; je fis une nouvelle application, et cette fois les cuillères lâchèrent prise, et le forceps arriva seul au dehors.

Peu habitué encore à me servir du nouvel appareil, et pensant que M. Chassagny pouvait avoir un forceps conformé de manière à retenir plus solidement que le mien les parties saisies, je pris le parti de l'appeler auprès de notre malade, et je le priai de se munir de ses instruments.

Après une heure et demie de repos laissé à la malade, nous procédâmes à de nouvelles tentatives. M. Chassagny appliqua lui-même son forceps et fit les tractions. Mais après quelques minutes d'efforts très-énergiques, il lui arriva ce qui m'était déjà arrivé, le forceps glissa.

Excités par le désir de délivrer notre pauvre malade et trompés, du reste, par la fausse apparence d'un léger mouvement de descente, apparence due au thrombus qui augmentait peu à peu sous la pression des fers, nous réitérâmes l'application du forceps et nous eûmes le tort de beaucoup trop insister. Sept ou huit tentatives furent faites, toutes aussi infructueuses.

Enfin il fallut bien renoncer à l'espoir d'amener un enfant vivant, et en arriver à la céphalotripsie. La perforation du crâne s'accomplit sans aucune espèce de difficulté et amena une diminution assez grande dans le volume de la tête pour qu'il me fût possible, sans grands efforts, d'en opérer l'extraction avec le forceps. Une minute et demie suffit pour dégager les épaules.

L'enfant avait un volume considérable. Je regrette de ne pouvoir en indiquer le poids exact et de n'avoir pas la dimension des diamètres de la tête. Nous ne pouvions faire emporter cet enfant et nous n'avions pas à notre disposition sur le moment même les instruments nécessaires pour procéder à la mensuration et à l'évaluation du poids du fœtus.

De toutes ces malheureuses tentatives auxquelles nous avait conduit une trop grande confiance dans la puissance du nouvel appareil obstétrical, il était résulté pour notre malade un traumatisme sérieux. Les accidents les plus graves ne tardèrent pas à se développer, et deux jours après, nous apprîmes sa mort. sur laquelle je ne puis donner des détails bien précis, n'ayant pas été appelé à revoir cette malade après sa délivrance.

Obs. IX. — *Bassin vicié, de huit centimètres et demi. — Tractions avec l'appareil de M. Chassagny. — Insuccès. — Craniotomie. — Même après la craniotomie les tractions sont inefficaces. — Emploi des crochets. — Tête de fœtus très-volumineuse et irréductible. — Accouchement antérieur naturel, il y a quatre ans.*

A. B..., âgée de 28 ans, entre dans nos salles le 16 février 1862. — La dernière menstruation date du 15 avril, aucun accident n'a signalé la marche de la grossesse.

On constate à son entrée une déformation du bassin. Le diamètre antéro-postérieur du détroit supérieur mesure seulement huit centimètres et demi. L'excavation est aussi rétrécie. La face postérieure de la symphyse pubienne est creusée en gouttière de manière à diminuer encore par ce fait la longueur utile du diamètre antéro-postérieur. L'enfant paraît très-gros, autant qu'on peut le reconnaître par la palpation du ventre. Rien cependant ne permet de redouter des difficultés insurmontables, puisqu'il y a quatre ans un premier accouchement a eu lieu et s'est opéré naturellement.

Les premières heures du travail ne présentent rien de particulier. Huit heures sont nécessaires pour la dilatation complète du col. Après la rupture de la poche des eaux on attend quatre heures pour permettre à la tête de s'engager plus complètement. A ce moment les forces de la malade semblent diminuer, les contractions utérines sont moins énergiques, et je me décide à appliquer le forceps. Je me sers, pour cette première tentative, d'un forceps Thenance, dont la forme se rapproche beaucoup de celle du forceps habituellement employé par M. Chassagny. Les tractions sont faites avec l'aide du treuil, mais après quelques minutes les branches de l'instrument glissent et lâchent prise. Une nouvelle application est faite avec le forceps croisé dont je me sers ordinairement, et n'a pas plus de succès, et cependant le dynamomètre accuse des tractions d'une énergie considérable.

Après ces deux tentatives infructueuses, je laisse la malade reposer quelques heures, et je lui fais prendre un grand bain. J'espère que la tête descendra un peu sous l'influence des contractions utérines qui par moments sont encore très-fortes. Mais deux heures après on n'observe aucun nouveau progrès, les bruits du cœur fœtal qui aux premières tentatives étaient encore facilement perçus ne s'entendent plus, et je me décide à pratiquer la perforation du crâne. Cette perforation s'accomplit avec beaucoup de difficulté à cause de la résistance des os de la tête de l'enfant, elle est suivie d'une nouvelle application de l'appareil à tractions continues qui n'a pas plus de succès. Les cuillers glissent toujours sur la tête, et l'instrument arrive seul au dehors.

Ayant causé quelques jours auparavant avec M. Chassagny des nouvelles modifications qu'il a apportées à son appareil pour obvier à l'accident qui chaque fois vient nous arrêter, pour augmenter la solidité de la prise, et transformer au besoin le forceps en véritable céphalotribe, je fais appeler mon honorable confrère auprès de ma malade. Il s'y rend avec empressement, et il applique lui-même plusieurs fois son appareil; mais il n'est pas plus heureux que moi. J'introduis alors de nouveau le perforateur dans l'ouverture faite à la tête de l'enfant pour donner une issue plus complète à la substance cérébrale et obtenir une plus facile réduction. De nouvelles tractions peuvent après cette opération engager la tête dans le canal pelvien, ce qui me permet d'introduire un céphalotribe à branches étroites, et enfin après le broiement de la tête je puis l'amener au-dehors avec l'aide des crochets mousses.

La tête de l'enfant après le broiement était considérable, et très-peu réductible. Le diamètre bi-pariétal avait neuf centimètres et demi, le bi-temporal huit.

Inutile d'ajouter que les suites de couches ont été excessivement graves. Au moment de la terminaison de l'accouchement, la malade est dans un état d'épuisement extrême : la face pâle, décolorée; la peau des extrémités froide; le pouls petit, déprimé, à 120, 128.

Le lendemain il y a un peu de réaction ; la nuit a été assez tranquille, mais le pouls est resté à 128, et la malade est toujours dans un état de faiblesse extrême.

Les jours suivants son état ne s'améliore pas, il y a des douleurs dans la région lombaire, dans le ventre, 130 à 140 pulsations, des exacerbations le soir, une *phlegmatia alba dolens*.

Au quarantième jour la malade se fait transporter à l'Hôtel-Dieu, mais elle est en ce moment dans un état qui ne laisse à peu près aucun espoir de la voir revenir à la santé, et nous apprenons, en effet, qu'elle succombe le soixantième jour après avoir présenté tous les signes de l'infection purulente.

A l'autopsie on trouve un abcès dans les ligaments larges, du pus dans les veines du bassin et dans la veine fémorale du côté de la *phlegmatia alba dolens*, et les traces d'une inflammation chronique dans les parois du vagin.

4e CATÉGORIE. — **Tractions faites avec succès pour la mère et insuccès pour l'enfant.**

OBS. X. — *Rétrécissement de 8 centimètres et demi. — Application de l'appareil Chassagny. — Insuccès pour l'enfant, fracture du crâne.*

Au mois de janvier 1863, je vis dans mon cabinet une malade de Saint-Priest qui me pria de vouloir bien l'examiner pour lui donner des soins au moment de son accouchement.

Elle avait eu cinq grossesses antérieures, et cinq fois elle avait vu succomber l'enfant au moment de la parturition, malgré toutes les précautions prises par son médecin habituel. Je l'examinai avec soin, et je trouvai le bassin rétréci de plusieurs centimètres; le rétrécissement portait spécialement sur le diamètre antéro-postérieur, qui me parut être de 8 centimètres et demi.

La malade demandant à venir faire ses couches à la Charité, j'accédai à son désir. J'étais heureux de lui voir prendre ce parti, car il me semblait que je devais, avec le nouvel instrument de M. Chassagny, parvenir à un résultat plus satisfaisant que celui qu'on avait obtenu dans les accouchements précédents. Sans aucun doute, si j'avais été appelé à donner un avis à cette femme quelques années plus tôt, avant d'être témoin de l'action de l'appareil de notre digne confrère, je n'aurais pas hésité à conseiller un accouchement prématuré. Mais la confiance que j'avais dans le nouveau forceps semblait m'autoriser à attendre le terme de la grossesse.

Le 23 février, la malade ressentit les premières douleurs de l'enfantement. Le travail marcha assez rapidement ; au bout de neuf heures, le col était complètement dilaté, et la poche des eaux s'était rompue ; mais la tête ne s'engageait pas. Comme elle ne semblait avoir aucune tendance à progresser, je me décidai à intervenir et j'appliquai le forceps. La tête était au niveau du détroit supérieur, en première position ; elle fut saisie dans le sens du diamètre antéro-postérieur ; une des cuillers embrassant l'occiput et l'autre appuyant sur le front et la racine du nez. Au forceps j'adaptai l'appareil Chassagny, et la malade étant placée dans la position habituelle, les cuisses horizontales et les jambes verticales tenues par deux de nos accoucheuses, les tractions furent faites aussi lentement et aussi régulièrement que possible. Au bout d'un quart d'heure, nous eûmes le plaisir de voir la tête arriver à la vulve, l'occiput était alors tourné à gauche, les branches étaient placées comme dans une application directe, l'une à droite, l'autre à gauche. Le dégagement se fit lentement, et il me fut possible de respecter la vulve.

L'enfant était inanimé, je me hâtai de lui donner les soins qui sont d'usage habituel en pareille circonstance, et j'eus la satisfaction de déterminer quelques mouvements d'inspiration. Mais les dégâts que la compression avait produits devaient rendre mes espérances illusoires ; peu à peu l'enfant s'affaiblit et succomba une heure après l'accouchement. Je constatai l'existence d'une fracture sur le pariétal droit ; il y avait, à ce niveau, un enfoncement de près d'un demi-centimètre. Il était impossible, je tiens à le constater, de soupçonner mon forceps d'avoir pu occasionner cette lésion. La tête avait été saisie dans le sens antéro-postérieur, et lorsque plus tard je fis l'autopsie complète de l'enfant, il me fut facile de voir que, soit à la région frontale. soit à la région occipitale, là où avaient porté les branches de l'instrument, il n'y avait pas trace d'ecchymose ; en ces deux endroits, la peau était parfaitement saine. De larges nappes sanguines se rencontraient, au contraire, au niveau de la fracture.

Les suites de couches ne furent pas sans gravité. Les cinq premiers jours, le pouls s'éleva à 110, 120, la malade se plaignit de douleurs lombaires et hypogastriques. Du sixième au dixième jour, il y eut une rémission assez sensible dans les accidents observés, le pouls retomba à 90, 80, et, le douzième jour, la malade put sortir dans un état qui semblait très-satisfaisant. Mais quelques jours après, de nouveaux accidents se développèrent, et notre accouchée fut obligée d'entrer à l'Hôtel-Dieu pour un phlegmon iliaque, qui eut une très-longue durée.

Obs. XI. — *Diamètre sacro-pubien réduit à huit centimètres environ. — Applications de fers au détroit supérieur. — Tractions énergiques. — Enfant mort, fracture du crâne. — Suites de couches très-graves. — Guérison cependant de la mère.*

A. C..., âgée de 26 ans, primipare, entra à la Charité le 27 avril 1862. Elle était à terme, et attendait d'un jour à l'autre le commencement du travail.

Au premier examen, on reconnaissait une déformation grave du bassin. L'angle sacro-vertébral était projeté en avant, et était facile à atteindre par le doigt. Le diamètre sacro-pubien était évalué à huit centimètres environ. Le détroit supérieur n'était pas seul rétréci. L'excavation pelvienne l'était en même temps, bien qu'à un moindre degré, par suite de l'aplatissement de toute la paroi latérale gauche du bassin qui était déjetée en dedans.

Les premières douleurs parurent le 3 mai dans la matinée. La dilatation marcha lentement. A huit heures du soir, le col était à trois francs, semblant devoir se prêter assez bien à la dilatation, quoique cependant un peu épais. On reconnaissait une présentation du vertex en première position, mais la tête ne s'engageait pas, et l'on pouvait avec le doigt passer très-facilement au-dessous d'elle et suivre la plus grande partie du contour du détroit supérieur. Les bruits du cœur fœtal s'entendaient à gauche, au milieu d'une ligne étendue de l'ombilic à l'épine iliaque antéro-supérieure.

Le 4, à huit heures du matin, vingt-quatre heures après le début du travail, je trouvai la dilatation complète, les eaux écoulées, et cependant la tête n'était nullement engagée. Les douleurs étaient plus espacées, moins longues que la veille, les contractions étaient moins énergiques, les forces de la malade s'épuisaient, et tout indiquait qu'il était temps d'intervenir et d'aider à la délivrance de notre malade.

Je me décidai à une application de forceps; la branche gauche fut introduite assez facilement, mais ayant quelque peine à placer la branche droite, j'intervertis l'ordre habituel de l'introduction des branches, et recommençant mon opération j'appliquai en premier lieu la branche droite. Cette modification dans le procédé opératoire eut un plein succès. Les cordes à boyaux ayant été préalablement passées dans les fenêtres du forceps, je les enroulai autour du treuil, et j'opérai des tractions très-énergiques qui n'amenèrent aucun résultat. Les pelotes adaptées aux extrémités du levier qui sert à prendre point d'appui sur les genoux fatiguaient la malade, elles tendaient à basculer, et je me trouvai bientôt forcé par suite de leur déplacement à relâcher les cordes à boyaux et à interrompre l'opération pour remettre l'appareil dans une meilleure position.

Depuis cette époque, M. Chassagny me conseilla de renoncer à l'emploi de ces pelotes ; je me contentai alors, suivant ses indications, d'enrouler du coton autour des bras de l'appareil, et je me félicite de cette nouvelle manière de faire qui est plus simple et mieux supportée.

A ce moment, avant d'opérer de nouveaux efforts avec le treuil, j'essayai quelques tractions à la main en cherchant à diriger l'effort un peu plus en arrière et en bas. Il me sembla que j'avais réussi en agissant ainsi à opérer un léger mouvement de descente. Etait-ce une illusion ? Il me serait difficile de l'affirmer ; mais ce que je puis assurer, c'est que mes efforts furent peu considérables, et qu'il y aurait erreur bien grande de la part de M. Chassagny, s'il voulait attribuer la fracture qui eut lieu dans ce cas à la manœuvre dont je viens de parler.

Une fois l'appareil replacé, les tractions furent alors reprises, la tête descendit plus complètement, le dégagement s'opéra, l'occiput fut peu à peu ramené en avant. L'enfant était inanimé, et il nous fut impossible de le rappeler à la vie malgré tous les soins habituellement employés en pareille circonstance. Je constatai du reste immédiatement une fracture avec enfoncement au niveau de l'angle antéro-inférieur du pariétal droit, cette fracture ne pouvait être attribuée à la pression de l'extrémité de la cuiller du forceps, on voyait la trace de cette pression beaucoup plus bas sur la joue.

Les suites de couches furent aussi graves que possible. Dès les premiers jours le pouls s'éleva à 115, 120. Des douleurs dans la région pubienne nous firent craindre un phlegmon abdominal. Au dixième jour, après six à sept jours d'élévation du pouls, la malade fut prise de délire maniaque avec accélération plus grande des battements du cœur qui s'élevèrent jusqu'à 150.

Enfin, après une série d'accidents que je ne relate pas ici afin de ne pas trop allonger mon observation, l'état de notre accouchée s'amenda peu à peu ; à partir du vingtième jour au vingt-cinquième tout danger semblait avoir disparu, et au vingt-huitième la malade demanda à partir. J'ai revu plus tard A. C.... et la santé s'était maintenue bonne.

En terminant cette observation, je dois ajouter qu'il y aurait dans mon esprit injustice à mettre essentiellement sur le compte du nouvel appareil la gravité des suites de couches. L'état hygiénique de nos salles, à ce moment, commande, sous ce rapport, la plus grande réserve.

J'ai tenu à rapprocher ces deux observations l'une de l'autre. Toutes deux offrent, en effet, un exemple de fracture de crâne. Chez ces deux malades, les tractions ont été énergiques, et faites au détroit supérieur. M. Chassagny, dans ces deux faits, a cherché à mettre en doute la position des fers sur la tête. De nouvelles discussions seraient ici complètement inutiles, je suis prêt à accepter toute erreur de ma part, mais pour la malade de Saint-Priest, mon opinion reste aussi formelle que possible, et je crois que la fracture s'est produite par la pression contre une des parties antérieures du bassin. L'examen nouveau que j'ai fait de la malade m'a permis de constater en avant une saillie anormale de la face postérieure de la symphyse pubienne. M. Bouchacourt a été frappé aussi de la même disposition. Du reste, l'examen d'un accouchement récent vient de me démontrer la possibilité d'un enfoncement du crâne opéré directement par la pression du pariétal au niveau de la partie inférieure de la symphyse du pubis.

Chez une des malades dont j'ai rapporté du reste l'observation comme succès pour la mère et l'enfant, la tête était descendue au niveau du détroit inférieur, l'occiput à gauche, le pariétal droit en avant, et le doigt reconnaissait facilement une dépression assez profonde que l'on sentait déterminée par la pression sur le pariétal de la partie inférieure de la symphyse pubienne. Il tut facile après la manœuvre de constater que le fait était bien réel. Pourquoi n'en serait-il pas de même dans un cas plus difficile et avec des pressions plus énergiques?

Obs. XII. — *Bassin déformé à un faible degré, rapprochement des tubérosités ischiatiques. — Tractions avec l'appareil Chassagny. — Succès pour la mère. — Insuccès pour l'enfant qui succombe au bout de sept jours aux suites de la compression de la tête par le forceps.*

Le 19 mai, je fus appelé à sept heures du soir à la Maternité pour une malade (M. D...), entrée de la veille et en travail depuis vingt-quatre heures. La dilatation était complète depuis midi, à quatre heures du soir la poche des eaux s'était rompue, et la tête s'était engagée, elle était descendue jusqu'au tiers inférieur de l'excavation pelvienne, et avait accompli son mouvement de rotation. Mais arrivée là, elle s'était arrêtée, et il y avait déjà deux heures que l'on n'observait plus aucun progrès bien que les douleurs fussent très-énergiques.

Cet arrêt de l'accouchement avait pour cause un rétrécissement assez léger cependant du détroit inférieur, rétrécissement qui portait surtout sur le diamètre transversal; la distance entre les deux tubérosités ischiatiques était réduite à neuf centimètres et demi à peu près.

A huit heures du soir, je jugeai l'expectation suffisamment prolongée, et je soumis notre malade à une application du forceps à tractions continues. Il me fallut dix-huit minutes d'efforts bien graduels et bien ménagés pour arriver à l'extraction de l'enfant.

Les suites de couches ne furent pas trop mauvaises pour la mère. Il y eut bien pendant les cinq premiers jours une accélération notable du pouls qui s'éleva de 110 à 120, mais il n'y eut point de douleurs sérieuses du côté du ventre, pas de symptômes inquiétants d'inflammation péri-utérine. A partir du sixième jour la fièvre diminua rapidement, et treize jours après son accouchement M. D... demandait à sortir de la Charité. Elle était encore faible, mais en bonne voie de rétablissement, et rien ne pouvait faire craindre quelque accident ultérieur.

Nous ne fûmes pas aussi heureux pour l'enfant. Au moment de l'accouchement, il avait la face violacée, et se trouvait en état de mort apparente. Les branches du forceps avaient laissé une impression profonde, l'une sur le front et la joue du côté droit, l'autre sur la région mastoïdienne et la joue du côté gauche. Il fallut pour ranimer cet enfant une demie-heure de soins (bains, frictions, respiration artificielle), et encore ne pûmes-nous obtenir qu'un résultat bien incomplet. Il vécut sept jours et pendant tout ce temps il présenta des symptômes de congestion cérébrale qui allèrent en s'aggravant, et qui nous firent attribuer sa mort à la compression éprouvée par la tête au moment de l'accouchement. A l'autopsie nous trouvâmes du sang épanché dans les méninges surtout au niveau de la partie supérieure du crâne, et une injection très-prononcée de tous les vaisseaux du système encéphalique.

J'ai fait prendre la mesure des diamètres de la tête. Ils avaient, le bi-pariétal 9 centimètres, le bi-temporal 8 1/2, l'occipito-frontal 11.

Obs. XIII. — *Bassin rétréci. — Application de fers au tiers supérieur de l'excavation pelvienne. — Tractions énergiques à l'aide de l'appareil Chassagny. — Enfant amené vivant, mais succombant au bout de quelques minutes à la suite de convulsions.*

C. E..., âgée de 21 ans, primipare, est amenée à la Charité le 18 novembre 1862, à deux heures du soir. Elle est aux douleurs depuis quarante-huit heures, la dilatation est complète, la tête de l'enfant est au niveau du tiers supérieur de l'excavation pelvienne, en position occipito-iliaque gauche antérieure. Depuis quatre heures, au dire de l'accoucheuse qui amène la malade, on n'observe plus aucun progrès. Le bassin est légèrement rétréci ; l'observation ultérieure de la malade nous permet de reconnaître l'existence d'un rétrécissement de un centimètre environ au diamètre antéro-postérieur du détroit supérieur. Plusieurs doses de seigle ergoté administrées avant l'entrée de la malade dans nos salles n'ont amené aucun résultat.

Je me décide immédiatement à faire une application de fers; les branches du forceps sont introduites et articulées assez facilement, et nous procédons aux tractions en nous aidant de l'appareil Chassagny. Après neuf à dix minutes d'efforts, la tête se dégage, l'enfant arrive vivant, la respiration et la circulation se font tout d'abord assez bien. Mais au bout de une à deux minutes il est pris de mouvements convulsifs et meurt. A l'autopsie nous trouvons une congestion anormale de la masse encéphalique et une suffusion sanguine assez considérable sous le cuir chevelu.

Pour la mère les suites de couches sont aussi simples que possible.

Les diamètres de la tête de l'enfant mesurent : le diamètre bi-pariétal 9 centimètres, le bi-temporal 8, l'occipito-frontal 10.

Obs. XIV. — *Bassin normal. — Présentation de la face en mento-iliaque droite transversale. — Application de l'appareil Chassagny. — Succès pour la mère, insuccès pour l'enfant.*

Je fus appelé un matin auprès d'une malade sur laquelle on avait déjà fait plusieurs applications de forceps. C'était une femme de 35 à 36 ans, d'une santé vigoureuse, primipare, à terme. Le bassin était parfaitement conformé, et avait dans tous ses diamètres les dimensions normales. L'enfant se présentait par la face en deuxième position. Le menton était un peu en avant de l'extrémité droite du diamètre transversal et au niveau du tiers inférieur de l'excavation pelvienne. Les bruits du cœur fœtal s'entendaient encore très-bièn et avaient conservé toute leur régularité.

Il n'y avait pas à hésiter sur l'opportunité d'une intervention active, les forces de la malade s'épuisaient. Je procédai immédiatement à une nouvelle tentative, aidé cette fois de l'appareil Chassagny. Les fers furent placés sans difficulte, et, avant de procéder aux tractions, j'essayai d'imprimer à la tête un mouvement de rotation. Je parvins ainsi à ramener le menton quelques centimètres plus en avant.

Les efforts pour arriver à l'extraction de l'enfant furent considérables, je fus même un moment sur le point de renoncer à l'avoir par ce moyen, mais enfin au bout d'un quart d'heure je sentis la résistance céder, et le dégagement se fit en mento-iliaque droite antérieure.

L'enfant qui était d'un volume considérable arriva mort, la face pâle, et tout ce que nous pûmes faire pour le ranimer fut inutile.

Les suites de couches ne furent pas sérieusement graves. Il y eut bien quelques symptômes de phlegmasie péri-utérine, mais ces accidents étaient facilement expliqués par la longueur du travail, le volume de l'enfant, les applications antérieures de forceps. Du reste, au bout de quinze ou dix-huit jours toute trace de danger avait disparu.

Il n'est pas douteux pour moi que dans cet accouchement l'enfant, qui vivait avant la dernière application des fers, n'ait succombé par suite de la pression énergique et continue exercée sur la tête par suite des tractions de l'appareil Chassagny.

Obs. XV. — *Bassin déformé. — Diamètre sacro-pubien de huit centimètres et demi. — Application de l'appareil Chassagny, au détroit supérieur. — Succès pour la mère. — Mort de l'enfant douze heures après l'accouchement.*

M. C..., âgée de 20 ans, d'une constitution forte, d'un tempérament lymphatique sanguin, réglée à 16 ans, devient enceinte pour la première fois au mois de février; elle a une grossesse sans accidents, et se présente à terme dans notre service, le 25 novembre 1862, à quatre heures du soir.

Le travail a commencé le matin, et au moment de son entrée la dilatation est à trois francs. Nous reconnaissons une présentation de la tête en première position, et nous constatons en même temps une déformation considérable du bassin, le diamètre antéro-postérieur du détroit supérieur n'a pas plus de huit centimètres et demi.

Les contractions utérines sont assez énergiques et la dilatation est complète à minuit. On rupture la poche des eaux, et la tête s'engage un peu, mais elle est bientôt arrêtée par la disproportion qui existe entre son volume et les dimensions du bassin, elle ne dépasse que de trois centimètres à peu près le niveau du détroit supérieur.

A une heure du matin nous appliquons le forceps à tractions

continues. Après un quart d'heure environ d'efforts graduels nous arrivons à l'extraction de l'enfant.

Les suites de couches sont très-bonnes pour la mère, et dix jours après elle demande à sortir ; elle est à ce moment dans un état aussi satisfaisant que possible.

L'enfant arrive en état de mort apparente, il est violacé, presque froid. On parvient très-difficilement à le ranimer au moyen des soins ordinaires, mais il reste très-faible, il a des vomissements fréquents, et au bout de douze heures il succombe.

A l'autopsie nous trouvons une grande quantité de sang infiltré sous le cuir chevelu, une suffusion sanguine assez abondante à la surface des méninges, une injection très-marquée de la substance cérébrale; pas de fracture du crâne.

Les traces des cuillers sont : l'une sur la partie latérale du front et sur la joue, l'autre sur la partie latérale de l'occiput et le cou. On ne peut attribuer les accidents survenus à la compression de la tête par l'extrémité des cuillers, puisque cette partie du forceps portait sur la joue et sur le cou et non pas sur le crâne.

Dans cet accouchement, l'application du forceps a été faite au détroit supérieur. Mais pendant les premières tractions, il était facile de s'assurer par le toucher vaginal que la lèvre antérieure du col était fortement comprimée et repoussée contre la symphyse pelvienne par la tête de l'enfant qui se trouvait entraînée en avant et dans un sens, ce me semble, différent de celui de l'axe du détroit supérieur. Aux difficultés résultant de la déformation du bassin est donc venu se joindre un vice de direction des tractions de la tête. En ne tirant pas assez en arrière, nous avons été par cela même obligés d'augmenter la quantité de force employée; par suite nous avons comprimé beaucoup plus la tête de l'enfant que nous ne l'aurions fait si nous avions eu un appareil disposé de manière à donner à nos efforts une direction plus conforme à celle de l'axe du détroit supérieur.

Je ne prétends certainement pas qu'il m'eût été possible, en exerçant des tractions manuelles, de mieux les diriger. Je sais comme tous les accoucheurs la difficulté souvent insurmontable de tirer dans l'axe du détroit supérieur une tête qui n'est pas encore engagée; mais je crois justement que les tractions opérées avec des cordes placées au niveau des cuillers du forceps, ou au niveau des trous que fait pratiquer à cet usage M. Chassagny, permettraient de résoudre ce problème, et je regrette de voir dans ces circonstances M. Chassagny donner le conseil absolu de tirer directement en avant, au lieu de diriger lui-même le sens de la traction, de manière à la mettre plus en rapport avec la direction de la face postérieure du pubis.

Obs. XVI. — ***Bassin vicié, 7 centimètres 1/2 au détroit supérieur. — Céphalotripsie antérieure à terme. — Accouchement prématuré à 7 mois 1/2 : application de forceps. — Premières tentatives assez fortes, infructueuses. Tractions soutenues à l'aide du système du docteur Chassagny. — Enfant mort. — Suites de couches simples.***

Le 20 mai 1861, M. R... entre dans notre service d'accouchements. Cette jeune femme est âgée de 24 ans, d'un tempérament lymphatique : elle présente manifestement des traces de rachitisme antérieur. Les tibias sont incurvés, ainsi que les fémurs : la colonne vertébrale est fortement cambrée dans la région lombo-sacrée. La malade se dit enceinte de 7 mois 1/2. Il y a trois ans, elle eut un premier accouchement à terme ; M. Valette, alors chirurgien-major de la Charité, fut obligé, pour la délivrer, de pratiquer la céphalotripsie.

Le bassin, mesuré, présente à l'extérieur les dimensions suivantes : 22 centimètres entre les deux épines iliaques antéro-supérieures, 26 centimètres entre les deux crêtes iliaques ; à l'intérieur, l'angle sacro-vertébral, placé bien plus haut que la partie supérieure de la symphyse pubienne, fait une saillie très-prononcée ; le doigt, pour l'atteindre, est obligé de remonter presque verticalement dans l'intérieur de l'excavation pelvienne, rarement il nous a été donné de constater une obliquité si considérable du bassin sur la colonne vertébrale. Le diamètre antéro-postérieur, mesuré par divers accoucheurs, est évalué à 7 centimètres 1/2. Les lignes innominées sont atteintes facilement dans toute leur étendue; du côté droit, la courbe est plus prononcée que du côté gauche; au détroit inférieur, le diamètre transverse est le plus rétréci, il est de 8 centimètres.

Comme la malade nous l'avait affirmé, la grossesse était de 7 mois 1/2; le 22 mars, les premiers mouvements fœtaux avaient été ressentis; le col était mou, assez entr'ouvert pour laisser pénétrer dans son intérieur à peu près la première phalange de l'index. Jusqu'alors, aucun accident n'avait eu lieu.

Heureux, dans l'intérêt de cette malade, de la décision qu'elle avait prise de réclamer nos secours avant le terme de sa grossesse, nous décidâmes de suite de pratiquer l'accouchement prématuré. Le 30 mai, la malade fut soumise à l'emploi des douches utérines: dix litres furent injectés le premier jour, l'eau à la température de 38 degrés centigrades. On continua pendant huit jours consécutifs (31 mai, 1, 2, 3, 4, 5, 6 et 7 juin), en augmentant de quelques litres chaque jour. Le 8 juin, quatre douches de dix minutes et, par conséquent, de dix litres chacune. Le col, ce jour-là, se ramollit presque complètement. Le 9, même prescription.

Le 10, à huit heures et demie du matin, à la suite de la douche, la malade ressentit quelques douleurs qui devinrent de plus en plus violentes dans le courant de la journée, et le soir, à onze heures, la dilatation était complète, la poche des eaux bombant fortement jusqu'au niveau de la vulve; à ce moment encore, il était impossible de constater aucune présentation. A minuit, la poche des eaux était rompue, et la tête tendait à s'engager légèrement. Les douleurs continuèrent toute la nuit, et le 11 juin, à dix heures du matin, la tête était cependant encore au détroit supérieur; à quatre heures du soir, seize heures après la rupture des membranes, il n'y avait pas de progrès sérieux depuis le matin. L'insuffisance de la nature pour terminer l'accouchement étant manifestement constatée, il me sembla nécessaire d'en venir à des manœuvres, dans l'intérêt de la mère et dans l'intérêt de l'enfant qui vivait encore. J'appliquai d'abord le forceps, décidé, après des tractions suffisantes, à pratiquer la céphalotripsie, si mes efforts n'aboutissaient pas à terminer l'accouchement. M. Valette, ancien chirurgien-major de la Charité, M. Delore, chirurgien-major désigné, et M. Chassagny assistaient à l'opération. Les branches de l'instrument placées et articulées, j'exerçai d'abord des tractions : la tête descendit un peu ; mais, au bout de peu d'instants, des efforts plus énergiques devinrent nécessaires, et je priai M. Delore de m'aider. Pendant douze minutes environ, nous opérâmes ainsi des tractions assez fortes en les alternant avec quelque temps de repos. La tête descendait, mais bien lentement et avec beaucoup de peine. Je reconnais très-certainement que peu à peu nous eussions vaincu la résistance ; le résultat obtenu nous permet, je crois, largement de poser cette affirmation. Mais, désireux de soulager plus promptement notre malade, et d'expérimenter un instrument d'obstétrique destiné peut-être à jouer plus tard un rôle important dans la dystocie, nous décidâmes d'employer les tractions continues du docteur Chassagny, en adaptant son appareil au forceps déjà appliqué.

Une corde à boyau fut placée dans les fenêtres des deux cuillers, et les deux bouts de l'anse ramenés en avant et adaptés à l'instrument ; l'appareil fut mis en mouvement, et quelques minutes après (deux ou trois environ), le dégagement de la tête s'opérait. Je dois à la vérité d'affirmer que la malade n'a pas souffert davantage pendant cette dernière période de son travail. Les suites de couches ont été aussi simples que possible : il n'y a eu qu'une déchirure très-peu étendue de la fourchette ; pas de trace, plus tard, d'une gangrène, même superficielle.

Dix jours après l'accouchement, la malade a pu quitter l'hospice et reprendre ses occupations.

Le succès eût été complet, s'il nous eût été donné d'amener un enfant vivant. Malheureusement il n'en a pas été ainsi : l'enfant est venu mort, pâle, avec plusieurs circulaires du cordon autour du cou. Il nous a paru, du reste, difficile de pouvoir affirmer quelle était la cause positive de cette mort du fœtus. Peut-être devons-nous l'attribuer aux circulaires nombreuses qui entouraient le cou; les tractions ont pu, à un moment donné, tendre davantage le cordon ombilical, et à la suite suspendre la circulation placentaire. Peut-être aussi devons-nous accuser la compression plus forte réduisant davantage les diamètres d'une tête plus molle, du reste, et plus réductibles que celle d'un enfant à terme. Je crois, du reste, que l'enfant n'eût pas eu plus de chance de vivre, si le dégagement se fût opéré par les tractions habituelles.

Ces observations me permettent, je crois, de poser les conclusions suivantes :

1° L'instrument de M. Chassagny mérite une approbation sérieuse, son utilité est incontestable dans bien des cas ;

2° Il serait à désirer que tout accoucheur à la tête d'un grand service fût pourvu de ce moyen d'action. Les applications nombreuses que M. Chassagny en a faites, celles que nous avons opérées nous-même démontrent suffisamment que l'on peut y avoir recours sans crainte d'être nuisible aux malades pour lesquelles on l'emploie ;

3° Ce qui nous semble important surtout dans la méthode de M. Chassagny, c'est la traction lente, graduée qui, dans les cas difficiles, peut amener des résultats avantageux.

La direction des tractions que fait M. Chassagny me semble devoir être modifiée au détroit supérieur. En tirant plus convenablement dans le sens de la face postérieure de la symphyse du pubis, c'est-à-dire dans le sens de l'axe du détroit supérieur, nous croyons que M. Chassagny aurait besoin d'une force moins grande et que l'on aurait moins de morts d'enfants à déplorer.

4° Le système des tractions continues peut être appliqué au forceps ordinaire, en perforant les branches de l'instrument, ou en faisant passer les cordes au niveau des cuillers du forceps, et je ne doute pas que cette manière de faire ne contribue puissamment à vulgariser la méthode de notre confrère.

5° Dans les cas simples d'application de fers, il me paraît inutile d'avoir recours à l'appareil de M. Chassagny.

Dans les cas de moyenne difficulté, où le forceps ordinaire peut être employé, l'instrument de M. Chassagny permettra, je crois, de surmonter les difficultés avec plus d'innocuité pour la mère ; seulement il m'a paru toujours compromettre davantage la vie de l'enfant que les tractions manuelles. Les nombreuses observations d'enfants morts que j'ai citées, celles que je trouve dans les faits recueillis par M. Chassagny lui-même, les fractures du crâne que j'ai vues survenir et qu'il a vues lui aussi, démontrent, je crois, suffisamment mon assertion. La nouvelle méthode avait tout d'abord été proposée dans le but surtout de restreindre le nombre des céphalotripsies ; l'expérience pratique démontre toute l'erreur qu'il y aurait à accepter trop rapidement les espérances tout d'abord formulées. Dans tous les cas d'application de fers très-difficile au point de vue de l'extraction, je considère que les tractions continues compromettent à un haut degré la vie de l'enfant et arrivent souvent à opérer une véritable céphalotripsie qui s'effectue par le fait de leur pression sur la tête de l'enfant, pression qui augmente d'autant plus que les manœuvres sont plus prolongées, les tractions étant continues et progressives.

6° Lorsqu'on aura affaire à une très-grande disproportion entre le volume de la tête et les dimensions du bassin, soit par suite d'un rétrécissement trop prononcé du canal pelvien, soit par suite d'un développement exagéré du fœtus, on ne devra donc insister qu'avec la plus grande prudence sur des manœuvres qui peuvent compromettre la vie de la mère tout en exposant celle de l'enfant aux plus grands dangers.

7° Le tracteur de M. Chassagny permettra d'arriver à reconnaître mieux d'avance la limite des efforts que l'on devra faire dans le but d'obtenir un enfant vivant. Lorsque l'expérimentation clinique aura démontré le danger de tel chiffre dynamométrique, soit pour la mère, soit pour l'enfant, on arrivera à se décider plus rationnellement à la céphalotripsie.

Nul doute qu'il ne faille certainement faire la part de toutes les susceptibilités particulières qu'il sera donné de rencontrer, soit du côté de la mère, soit du côté de l'enfant. Les pressions qui chez telle ou telle malade pourront être facilement supportées et n'amèneront aucune espèce d'accident, produiront chez telle autre les lésions les plus graves et détermineront des phénomènes inflammatoires ou gangréneux, dont la première aura été exempte. Mais n'importe, l'accoucheur trouvera toujours dans les faits observés des indications, des jalons qui pourront guider sa conduite, sinon d'une manière sûre et précise, du moins d'une façon approximative.

8° Il nous a semblé que toutes les fois que la tête de l'enfant dépassait de plus de deux centimètres les dimensions de la partie la plus rétrécie du bassin, l'extraction devenait à peu près impossible. Appliquer l'instrument avec de pareilles conditions me paraît cependant de bonne pratique obstétricale. Il faut seulement savoir se retenir, ne pas se laisser entraîner par le désir souvent si légitime d'arriver à sauvegarder l'enfant, et éviter de prolonger trop longtemps les manœuvres avant d'en venir à la perforation du crâne. Là est le véritable danger de l'appareil de M. Chassagny ; il met entre nos mains une force dont on a trop de tendance à abuser,parce que l'on n'en a pas conscience assez exactement pour savoir s'arrêter à temps. Dans les observations d'insuccès que nous citons, trois fois la céphalotripsie n'a été pratiquée qu'après des tractions trop longtemps prolongées par suite de la trop grande confiance que nous avions dans l'appareil de notre confrère, et dans ces trois accouchements, nous avons eu le regret de voir succomber la mère. Trois cas de mort pour quatre céphalotripsies, c'est une statistique peu en rapport avec ce qui arrive lorsqu'on sait en venir à temps à cette douloureuse extrémité.

9° Il est inutile d'ajouter que toutes les fois que l'enfant aura succombé, l'accoucheur devra être plus modéré dans ses tentatives, puisqu'il n'aura plus d'autre indication à remplir que de recourir aux moyens les moins compromettants pour la vie de la mère.

10° Dans les bassins viciés à un très-haut degré, il arrive souvent que, même après la perforation du crâne, l'accoucheur trouve les difficultés les plus sérieuses pour terminer le travail, souvent alors il est obligé d'avoir recours aux crochets, et l'on connaît tous les dangers de cette manœuvre. En pareille circonstance, les tractions opérées avec l'instrument de M. Chassagny peuvent être d'une utilité incontestable, elles sont certainement alors moins dangereuses et plus efficaces que tout autre moyen. Du reste, si les tractions nécessaires étaient encore trop énergiques, on ferait très-bien d'avoir, comme ressource, recours à la méthode de M. Pajot et de pratiquer plusieurs fois le broiement de la tête en ayant le soin, chaque fois, d'imprimer au céphalotribe, avant de le retirer, un léger mouvement de torsion, afin de ne jamais saisir la tête suivant le même diamètre.

11° Peut-on espérer d'arriver avec l'instrument de M. Chassagny à rendre plus fréquentes les applications de fers au détroit supérieur dans les cas de bassins viciés ne présentant que huit centimètres, huit centimètres et demi? Parviendra-t-on à restreindre aussi le nombre des accouchements prématurés artificiels proposés dans ces conditions ou le nombre des versions tentées dans ces circonstances? Les observations qui nous sont personnelles nous semblent peu faites pour engager les praticiens dans cette voie. Deux fois, en effet, nous avons vu les têtes des enfants fracturées par suite des tractions faites au détroit supérieur, les mères ont survécu; mais n'eût-il pas mieux valu dans ces circonstances provoquer l'accouchement avant terme ou le terminer par la version? Dans un cas personnel à M. Chassagny, il lui fut possible à un premier accouchement d'extraire un enfant vivant chez une mère dont le bassin était déformé au point de n'avoir plus que sept centimètres et demi à huit centimètres au diamètre sacro-pubien; cet enfant mourut, du reste, quelques semaines après. — Un an plus tard, à un nouvel accouchement, M. Chassagny échouait dans ses tractions et ne parvenait à amener l'enfant qu'au moyen d'une version dans laquelle il le voyait succomber. Je le demande, n'eût-il pas mieux valu soumettre cette malade à un accouchement prématuré? N'est-on pas autorisé à le croire par la facilité et l'innocuité avec lesquelles on est arrivé à provoquer l'accouchement prématuré dans une troisième grossesse? Avant de me prononcer, du reste, je crois prudent d'attendre de nouveaux faits. Je me contente aujourd'hui de rappeler ici le jugement porté déjà par un de nos confrères: « L'application du forceps au détroit supérieur rétréci est, sans aucun doute, une conquête précieuse de la science moderne, mais elle ne conserve ce caractère qu'à la condition d'être faite avec beaucoup de réserve et beaucoup de ménagement. » Dès qu'elle entraîne des dépressions, des fractures du crâne, la satisfaction d'extraire un enfant entier est illusoire et achetée trop cher ; car cet enfant est presque toujours mort, et, si l'on parvient quelquefois à le ranimer, ce n'est le plus souvent que pour quelques heures ou quelques jours. Il est inutile d'exposer pour un si pauvre résultat la vie de la mère aux plus grands dangers. Dans les cas difficiles et périlleux, il n'y a rien de bon à gagner pour la vie de l'enfant dans ces tentatives, et pour la mère il existe quelque chose de préférable à une traction irrésistible, quelque douce et graduée qu'elle soit, c'est la crâniotomie, c'est la céphalotripsie.

12° M. Chassagny aura eu l'honneur d'avoir appelé, un des premiers, l'attention sur l'insuffisance des préceptes donnés par les auteurs pour les tractions au détroit supérieur. Il aura le mérite d'avoir bien fait ressortir tout le danger qu'il y a à vouloir opérer les tractions en portant directement les manches mêmes de l'instrument en bas et en arrière. Evidemment, en agissant ainsi, on fait basculer l'extrémité des cuillers de l'instrument, et l'on tire d'autant moins, par conséquent, dans le sens convenable. Un de nos confrères regrettés, M. Baumers, avait fait déjà appel à l'attention des accoucheurs sur ce point, mais personne n'a malheureusement songé à profiter de ses avis... Depuis que je suis placé à la tête d'un grand service d'obstétrique, j'ai le plus habituellement cherché à réaliser différemment les tractions au détroit supérieur en agissant plus directement sur un point des cuillers placé au niveau de la vulve et dans l'intérieur même du vagin. M. Chassagny aura le mérite d'avoir affirmé encore plus complètement l'utilité de cette pratique.

Telles sont, en résumé, Messieurs, les conclusions qui me paraissent pouvoir être déduites de l'expérimentation clinique que j'ai faite de la méthode de notre confrère : avantages sérieux pour la mère, si l'accoucheur sait s'arrêter à temps; dangers plus grands pour l'enfant; direction des tractions à modifier au détroit supérieur pour avoir à employer moins de force; emploi du dynamomètre que l'on devrait s'imposer d'employer dans tous les cas très-difficiles pour n'être pas tenté d'abuser d'une force trop grande.

Je serai heureux si ces quelques considérations peuvent servir à guider ceux qui viendront après nous et engager un plus grand nombre de praticiens à employer une méthode qui nous a permis souvent de triompher de difficultés obstétricales contre lesquelles des moyens plus douloureux eussent peut-être dû être employés et nous a mis à même de mieux comprendre le mécanisme de la parturition, et de mieux conduire une application de fers, cette pierre de touche du véritable accoucheur.

Je regrette, en terminant ce travail, les imperfections, bien nombreuses sans doute, qu'il peut présenter ; je le regrette surtout pour notre confrère, dont la découverte eût été mieux rehaussée par l'appréciation d'un esprit peut-être plus partisan de l'admiration. — Que M. Chassagny ne se plaigne pas cependant des restrictions que nous avons pu faire en appréciant ses instruments, ses idées et sa méthode. C'est en discutant des idées qu'on les fait triompher, c'est en appliquant une méthode qu'on apprend aux autres à s'en servir. J'ai essayé de discuter les idées de M. Chassagny; mon exemple, je l'espère, entraînera d'autres confrères à se servir de son appareil. Sa découverte nous a semblé mériter mieux que les éloges de banalité dont on est si prodigue de nos jours et qui sont souvent d'autant moins réels et moins mérités qu'ils sont donnés avec plus de facilité.

Les applications cliniques nous avaient paru trop négligées par notre confrère. Nous avons essayé d'y suppléer en détaillant les observations qui nous sont personnelles. D'autres viendront après nous et achèveront l'œuvre, et comme toute chose utile en médecine le nouvel instrument, sans avoir la prétention de détrôner le forceps ordinaire, prendra son rang d'utilité et d'importance convenable, et nous serons heureux, pour notre part, d'avoir contribué à le vulgariser et à le faire apprécier.

Nota. Depuis la lecture de ce mémoire, M. Chassagny a cherché à démontrer que mes observations ne prouvaient rien contre sa méthode, parce que dans les divers cas que j'ai cités, je me suis servi d'un forceps ordinaire et non pas de son forceps Thénance. La longueur de ce mémoire m'empêche d'entreprendre ici la réfutation de ses assertions. Je me réserve de le faire prochainement, et je publierai à cette occasion les procès-verbaux des expériences à l'aide desquelles M. Chassagny espérait prouver ce qu'il avançait : ils feront voir, mieux que tous les raisonnements possibles, combien il a été loin d'atteindre le but qu'il s'était proposé.

Lyon. — Typ. d'Aimé Vingtrinier.

www.ingramcontent.com/pod-product-compliance
Ingram Content Group UK Ltd.
Pitfield, Milton Keynes, MK11 3LW, UK
UKHW031942260826
14628UKWH00004B/1805

9 782014 094633